AF261014

从逆境到胜利

黄雅菊

从逆境到胜利

版权所有 © 2023 由 黄雅菊

平装书 ISBN: 978-1-63812-791-8
精装书 ISBN: 978-1-63812-793-2
电子书 ISBN: 978-1-63812-792-5

由 Pen Culture Solutions 于2023年09月22日出版

Pen Culture Solutions
1-888-727-7204 (美国)
1-800-950-458 (澳大利亚)
support@penculturesolutions.com

目录

各位读者，

你们知道什么是脑瘤吗？你能想像患脑瘤的后果吗？

我出生于一九六六年，身体健康，胖乎乎的，是本地教育体制的产物。自马来西亚国立大学毕业后，我投入工作。对事业发展我相当满意，我期对前途充满期待和希望。但好景不长，我在 三十二岁时被诊断出患有脑瘤。

确诊后第四天，我不得不接受脑部手术.手术长达 八 个小时！之后我花了六个月的时间才康复，手术过后我有一段时间卧床不起，言语受到严重影响，并且眼睛有复视。

我以为手术过后肿瘤就永远消失时，我错了，因为神经外科医生在第二年发现了残留。他说必须把残留清除以避免进一步的神经损伤，但侵入性手术不是一种选择，因为残留物非常靠近主动脉。他推荐立体静态放射外科手术，通过非常强大的光束集中消除残留物，而不影响周围细胞组织。

立体静态放射外科手术 后六个月，我经历了一次严重的癫痫发作，当时我的整个身体剧烈抽搐，我失去了知觉几秒钟。癫痫发作后，一夜之间我失去了控制肌肉能力。我必须依靠轮椅和助行器行动。日子一天一天过去，这一次，恢复的希望渺茫。

面对残疾的生活，我变的沉默寡欢好像活在自己的世界里，随着时间的流逝，我忘记了如何笑，如何与他人交流，如何让自己高兴及欢喜。我陷入了抑郁。

六年过去了，由于担心给我所爱的人带来更多不便，我开始掌控自己的生活。我开始认真的物理治疗。物理治疗是一个漫长而乏味的旅程，我决心坚持下去。

我的努力得到了正面的回报。强健的身体增强了我的信心，我参加了各种各样的活动，最难忘的是潜水（是的，潜入海中探索海底世界），还有猫步比赛，我使用助行器在四十英尺的平台上行走。

尽管我行动上有限制，但我选择专注于我能做的事情。例如； 读，写。我曾经写日记和博落客。我投稿。受到读者反馈的鼓励，我想与更多人分享我的故事。因此，在二零二零年底，我出版了英文（Rising）和中文的医学回忆录。崛起还有一本中文书，名叫《窗外有蓝天》。

出版书之后，我想需要准备接受访问，所以我加入了讲演会，这也是我温习口语和听力技巧的好机会。

感谢您继续阅读。

1

我的出身

我出生于 一九六六 年。我的父母有八个孩子，两名男生，六名女生；我排行第七。我母亲在

一九五四年生下一名女孩，接下来三年里生下两名男孩，接下来八年里父母亲迎接了六名女孩。

在五十和六十年代，女生被视为亏本货。在我们村里有不少女孩被送给别的家庭抚养。我觉的很幸运，我们六姐妹之中，没有一个女孩被送走。

我们的祖母和我们住在一间木屋里，屋子位于靠近吉隆坡市的非法木屋区。我们家的后面有一个池塘。池塘里长满了浮萍，我母亲每天都放鸭自下去游泳。浮萍也可以捞起来，剁成小块，然后煮了喂猪和鸭。池塘旁还有一小片空地，我们种植蔬菜，木薯，和木瓜树在那块土地上。

屋子前面是一个很大的空间，亲戚的建筑公司有时会送来不需要的或用过的木材。能当柴火的，我们

就砍了，留着生火；硬的、好的木头，就留着备用；修理或翻新房屋。我们用井里的水来洗衣服、做饭和饮用。记得我入学六年后，屋子里才有电流供应。当我读中三时，我们买了第一台电视。两年后，我们才成功申请自来水拱。同时，我们申请了家居固定电话。我们的邻居都是我们的近亲；我们在许多位叔叔、婶婶。阿姨和表兄弟姐妹的陪伴下长大。

我的父亲是一名的士司机，我的母亲是一名全职家庭主妇。我就读于附近的一所华小开始我的教育。那些日子里，我们没有机会去幼稚园，因为我的父母入不敷出，他们每天必须养活十一张嘴。当我入小学时，我的两个姐姐是裁缝或裁缝学徒。我的祖母来自中国，她坚信女孩应该待在屋里，而男孩则可以在户外玩耍。她确保孙女们被调教成贤惠的家庭主妇。大姐的婚姻是相亲的结果，婚礼是一个非常传统的仪式。

我的童年很无聊，沉闷。我的全名很男子气，在家都是用乳名，我还记得开学第一天，我没有意识到老师刚刚喊的是我的名字，直到老师尴尬地指出这是我的名字，我才恍然大悟，原来哪是我的名！

我的祖母和母亲都认为，把女儿调教成为贤惠的家庭主妇比成功的女性更重要，因此母亲从小就训练女儿做家务，如整理、清洁、做饭和基本的缝纫。因此，我和我的姐妹们都是居家好女孩，而我的哥哥们则可以在户外和朋友玩。这就是为什么我所有的姐妹现在都是优秀的家庭主妇，但幸运的是，她们并没有认为家务劳动只适合女孩。

一九七八 年，当我读六年级时，我们的祖母因咽喉癌去世，享年 八十三 岁。被诊断出喉咙有肿瘤后，她六个月内无法吞咽任何东西、食物或饮料。就这样我们看着祖母活生生的饱受饥饿的煎熬最后与世长辞。祖母是一个能干、坚强的女人。祖父很年轻便去世，祖母一个人抚养四男二女长大成人。尽管她裹着小脚， 头发在脑后盘成发髻，只穿黑色、蓝色或灰色的衣服。

在移居吉隆坡之前，她在瓜拉江沙经营一家杂货店。这就是为什么我的祖母的马来语非常流利，我还记得她是如何教我说马来语的，并让我每次去马来摊买椰浆饭时都要练习。据我母亲说，我祖母很少抱怨疼痛，她每天的行程安排得很紧。

祖母在村里有很多朋友，每当村里遇到的人问我们住在哪里，是谁，我们只要告诉他们我们是某某的孙女，他们就知道了。几乎每个人（如果不是所有村民）都参加了祖母的葬礼。

2

一九七三至一九八五

我和我的兄弟姐妹都是听话的孩子，在一个传统的家庭长大，我们都明白好孩子应该有耳朵没嘴巴的道理。因此，如果我们想说些什么，最好是重要且真实的。最终，我们长大了，还是相信沉默是金。

我在六年级评估中表现不佳，尽管考试是用中文进行的，但国语和英语试卷我都没有通过。我知道我要入读国立中学，除了英语科之外，所有科目都用马来语授课，我整个年终学校假期都在努力提高自己的马来语水准。手里拿着一本马来语词典，我仔细读着每一个英文字母。

阅读令我躲过很多家务。很快的，我开始了预备班（预备班是专门为华小或淡小学生转入国民中学而开设的过渡班）。我一直在努力提高自己的马来语水准，因为我知道马来语对本地教育有多重要。但我的英语水平而言，情况却截然不同。

黄雅菊

　　很快，我就读中二了。有一次，学期考试，我们在考艺术科目时，英语老师恰好是监考老师，她正在批改我们的英语试卷，突然大声问"谁"是黄雅菊？"我赶紧举起手，老师就开始轰炸我，说："你根本没有想法，我可以给你零分，知道吗？"我记得那是一篇题为《我的爱好》的作文。考试时我写了"我的爱好是阅读"　作为文章开头，过后我就没办法写更多。放学后，我回到家，心情非常难过、尴尬，板着脸。当我妈妈问我发生了什么事时，我告诉她英语老师因为我的英语很差而责骂我。说完，我伤心地哭了。

　　妈妈问我要不要去补习英语，我拒绝了。因为我知道学费会给家庭带来另外的负担。接下来的几天，当我和同学在一起时，我感到非常羞耻和尴尬。当时，我决定自己搞好英语。接下来的日子，我阅读英文材料：文学、杂志、报纸或故事书，身边总是带着一本英语词典。最终，我在年终考试中英语考了八十分，我的努力得到了回报。在发试卷时，英语老师称赞我的英语进步很多，并询问我是否参加补习班，我自豪地回答："没有，我自己努力。"现在回想起来，如果不是那个残酷的英语老师，我现在不可能会写本书。然而，我仍然不同意老师的做法；在公共场合羞辱学生可能会产生反效果。所幸的是，我的回应是正面的。

　　一年后，我在全国初中评估（SRP）中获得了马来语　B　和英语　A　的成绩。两年后，我在高中评估（SPM）中获得了马来语和英语特优。

中学毕业后，我是一个自信的十九岁女生。中学度过了六年的美好时光后，我按计划进入了大学先修班，学习经济学和科学。虽然我发现这些科目非常困难，但我很高兴我能坚持下来并参加最难的公开考试STPM（马来西亚　高等教育　的缩写）。

成绩出来后，我申请进入公立大学；第一次申请没有成功。以为大学的门永远关闭了，我以非全日制的方式修读了特许秘书协会的课程。我以优异的成绩通过了第一级。

在第二年，我以前的一位同学鼓励我尝试使用相同的　STPM　成绩再次申请进入本地大学。我对此表示怀疑，但还是申请了。我继续专业课程。就在等待大学回复的这段时间里，我的父亲因心脏骤停去世了。这次的情景与我的祖母截然不同，我们亲眼目睹了她在六个月内被咽喉癌折磨得活活饿死。最遗憾的是，在父亲咽下最后一口气之前，他身边没有亲人，因为事发时他独自一人在家。当时他五十八岁，日期是一九八七年八月十日。当时我二十一岁。有时我责怪自己不够了解父亲的健康状况。我默默向自己承若，同样的事情不会发生在我妈妈身上。

3

没有爸爸的日子

失去父亲令全家人震惊，我们万万没想到更没有心理准备。突然之间，我们失去了一家之主，我们的养家糊口的人。每个人都处于震惊之中，但母亲坚强地稳住了儿女的心。我们怀着沉重的心情经历了守灵和葬礼。

如果情况还不够糟糕的话，父亲去世后不久，一些债务人就冒了出来。几年前，父母开始在汽车修车厂里经营小吃摊。父亲去世后妹妹只好到小食摊帮忙。　母亲不管有多辛苦就是要把债务一一还清。由于我们的母亲非常会精打细算，在父亲去世几年后，她就凭一己之力还清了所有的债务。

父亲去世几个月后，我收到马来西亚国立大学（UKM）的一封信，通知我申请经济学院已成功。我立即想到是否接受这个资格，因为接受意味着我给母亲带来另一个经济负担，并且不得不离开家里。因为母亲已经入不敷出，要承担家庭的开支和父亲的债务。

在母亲不断的鼓励下，一九八八年四月，我怀着沉重的心情前往马来西亚国立大学。

在国大我努力求学，花很多时间在图书馆温习，一个人跑步也一个人打壁球。我很少和朋友一起用餐，担心社交活动会带来额外的开销，因为我的生活费非常有限。我也不太注重其他活动或人际关系。我的校园服装包括两条牛仔裤和几件T恤。很快的我获得了"独行侠"的称号。我尽量在周末和学期假期提供补习和去工作，尽量做到自给自足。

我通常在周五上完课后回家，并在周一一大早赶回校园听课。在去校园的路上，我的心情是沉重的，因为我母亲的健康状况不佳。周五下车后，我就急不及待赶快去修车厂。我非常专注于我的学习，不太关心其他活动或人际关系。我的校园服装包括两条牛仔裤和几件T恤。

我最自豪的时刻是在一次微观经济学中我是唯一考获 A 的学生。经过四年的经济艰辛，我于 一九九二 年获得了经济学学士学位，并获得了高级荣誉学位。我毕业时，四位兄姐都已成家立业。母亲和大哥出席了毕业典礼。毕业典礼之前，我就已经开始发出求职信了。最终，我在吉隆坡一家零售巨头找到了一份工作，并在毕业后几天开始工作。我热切地期待着加入企业界，我对前途充满希望。

一九九二年八月，我开始管理培训生。培训期间，学员被分配到几家店面，感受实际的经营环境。正式培训结束后，我被分配到公司旗舰店负责几个部门的运营。我努力工作，甚至在繁忙的时候加班，周末也加班。在一九九四年，上司派我管理和领导一个暂时性的部门"Santa Shoppe"（圣诞主题商店）得到了总部的认可，恰逢总公司有一个 "采购员"的空缺；我去面试并被录取了。由于我当时的直属上司和未来的上司之间的争执而造成一些延误，第二年初我才到总报到。

在中公司我的新职责是为五家大商店购买文具产品。随着公司的快速重组和扩张计划，我的工作内容发生了巨大而迅速的变化和增加。公司扩张如此之快，分行覆盖了整个国家，因此，我的工作也涉及到很多时候要出差。

我向自己承若，一定会好好照顾妈妈，让她过舒适的生活。开始工作后，我能够同时做到这两点。由于我上班很早，所以周末我和妈妈通常一起吃早餐，工作日我会回家吃晚饭。在周末或任何大日子之前，我会开车送母亲去菜市场或任何她需要购买必需品的商店。有时我们会通过散步作为周末的锻炼生体。在家里，我成了她的助手，由于她的肠胃问题，我留意她的饮食，她的药物，教她如何操作简单的电子设备，如何读、认、区分汉字。因妈妈没有机会进入学就读。

工作三年后，我存了足够的钱带妈妈去澳洲度假。从那时起，我和妈妈每一年都会去渡假，大部分是在年底。我们的目的地包括中国的广州、上海、杭州、苏州、武汉、昆明，以及前往芭堤雅、曼谷和普吉岛和上邮轮渡。

黄雅菊

　　除了与母亲共度假期时光外，我还喜欢与朋友和同事一起渡假。正当我以为我的下一个渡假目的地将是欧洲某个地方时，一个我做恶梦也没想过的灾难开始了。

4

脑肿瘤诊断

从大学先修班开始，我就经常头痛，当头痛发作时，我变得非常情绪化。我认为这可能是由于睡眠不足或天气原因造成的，所以我服用了止痛药来缓解疼痛。头痛通常会在一两个小时内消失。

在大学和工作生活中也做了同样的事情。我没有意识到止痛药已经失去了效力，我发觉好像疼痛的时间越来越长了。有时我会在睡梦中因头痛而惊醒和常常发恶梦而失眠。第二天就不得不请病假。去看医生时全科医生并没有怀疑有什么问题；他们说头痛可能是由于偏头痛。

一九九七年的一个下午，当我在办公室里和同事们聊天和开怀大笑时，我感觉大脑里有什么东西晃动了几秒钟。没有意识到这是严重问题的症状等待显现，我没有进一步追究。

一九九八 年 三 月，我和妈妈去中国云南渡假。旅途中给挥之不去的头痛破坏了我们的假期心情。

当我们晚上坐火车去贵阳的时候，去洗手间的路上呕吐了，这让一位很不友善的女服务员，她斥责了我和妈妈。回家后，头痛还是时有发生，但我没有太在意。 一九九八年十一月的一个星期日，洗完车后，我突然感到一阵剧烈的头痛。当时我想睡了一觉后应该好点，但醒来时感觉更糟，接着是一阵呕吐，呕到只剩黄胆水。就在那时，妈妈看到这情形坚持要我第二天去做一次彻底的检查。

一九九八年十一月十五日，在听完我头痛的经历后，医生要求我进行脑部CT扫描。

CT扫描后医生告诉我的话让我震惊不已。顿时我的脑子里充满了很多问题。什么肿瘤？是癌吗？我现在能做什么？医生解释说这是脑瘤，而且体积太大，压迫神经，所以我才会头痛。他告诉我们需要做手术，但医院没有神经外科。然后他推荐了一位神经外科医生，并告诉我们应该立即咨询神经外科医生。

我预约了神经外科医生，我们默默地共进午餐。午餐后，我们带着CT扫描片去咨询该神经外科医生。听了我的讲解之后，他要求对大脑进行核磁共振成像（MRI）。由于扫描需要长达一小时，另外三十分钟才能拿到报告。我们在放射科的候诊区焦急地等待报告。在查看核磁共振结果后，神经外科医生确认大脑中有一颗瘤，并将我的大脑压向一侧。必须尽快进行脑部手术，不切除肿瘤的风险高于手术本身的风险，因为肿瘤可能会在脑内破裂。当时我只想到，一旦肿瘤从我的大脑中消失，我就可以继续我的生活，所以我同意了手术。

回家后，我的妹妹建议我们寻求第二意见。所以第二天我们咨询了另一位脑神经外科医生李富强医生。李医生再次要求进行核磁共振检查，李医生看完结果后向我们解释说肿瘤为值径三点五公分的球。他补充说，这种肿瘤由水组成，不是癌，在他作为神经外科医生的二十多年里，他已经成功切除了许多此类肿瘤。他进一步补充说，手术的成功率超过百分之九十巴山。他刚才的话听起来很有说服力，我们心里对这位神经外科医生的信任也越来越强，所以我们同意让他为我做手术。李医生的助手立即办理必要的文书，并提醒我接受术前一天进院以方便为手术做准备。

一切都发生得太快了，我几乎没有时间去了解有关脑肿瘤的更多信息。我甚至没有时间适当地交接我正在处理的工作；我只有在请病假时才有时间向管理层报告我的情况。

一九九八年十一月二十日，我被推进手术室进行危险的脑部手术。无知是福。手术没有什么需要准备和预测的，所以我带着积极、平和的心态进了手术室。在进行真正的脑部手术之前，医疗团队必须进行一项医疗程序以确定脑里神经是否有任何阻塞，幸运的是，没有任何阻塞。如果出现堵塞，李医生计划切除我腿上的一根神经，以便在我的大脑中进行一些管道工作。

繁重而精密的脑部手术持续了大约八个小时。整个手术过程中，家人、亲戚、朋友都在手术室外焦急地等待着。手术后，护士把我推了出去，看到我睁开了眼睛，大家都松了口气。我立即再次闭上眼睛，每个人都回家了，我被推进了重症监护室。后来才知道，已经快晚上十一点了。

我一动不动地躺在病床上，试图观察和聆听周围的声音。我仍因麻醉效果而感到头晕，慢慢睁开眼睛，看到一间光线昏暗的房间，脸上戴着氧气面罩。我想是在半夜，因为周围很安静，除了远处传来的咳嗽声。我发现一个护士坐在床前，我感到很口渴，但由于我脸上戴着氧气面罩，所以不可能问护士任何事情，而且护士似乎很忙，没有看我的方向。附近有仪器蜂鸣声，我试图转过头，但是没办法，因为我的头连着一些电线。当我试图移动我的四肢时，令我恐惧的是只有左手可以动，其他人拒绝移动。我三肢瘫痪。我的心就像在问；怎么了？没想到手术的结果是这样，我以后会怎样？那工作呢？妈妈呢？我的前途和抱负呢？

我有很多问题，但没有人回答我。我等了好几个小时，好像整个晚上。当我看到妈妈和阿姨的眼睛时，我再也忍不住流下了眼泪。后来，神经外科医生来了，妈妈和阿姨赶紧询问我的病情。神经外科医生解释说，我面临的行动问题是暂时的，我会逐渐康复。经过初步检查后，神经外科医生宣布下午将我转到康复病房。

脑部手术后两天，我不敢碰自己的头，殊不知我已经是光头了，每天神经外科医生都会过来看看他的杰作。几天后，他宣布肿瘤是脑膜瘤，组织学部门的报告证实肿瘤不是癌。后来我才知道，脑部手术在我的头顶留下了一道二百七十度的疤痕。两周以来，我卧床不起，不得不忍受复视和有限的言语能力。我的内部散热器也坏了，当时房间已经很冷了，我却感到很热。说话时说出单字是非常困难，说出完整的句子更加困难，庆幸的是我的记忆完好无损；我能够认出我的亲戚、朋友、同事和商业伙伴。在最初的两周里，我的病情让我非常焦虑和担心，不知道我是否能完全恢复到脑部手术前的状态。种种疑惑和不可预知的未来涌入了我脆弱的心灵。

每天物理治疗师都必须到病房帮我进行治疗。物理治疗师离开后，陪我在医院的妈妈就接替了物理治疗师的角色。其他来探望的家人也轮流给我按摩四肢，或者按照理疗师的指导做一些简单的动作。到了第二周结束时，我的左腿已经恢复了功能，我的右腿也渐渐恢复了，这让我和家人松了口气。

接下来的几天，右腿和手部的运动显示有改善。第三周我就可以下床去理疗科了。据医务人员说，这是一个很大的成就，但我对未来的担忧和焦虑占据了太多，对这个小小的成就　没感到高兴。　我在第三周结束时出院在家继续休养。在他让我出院之前，我确实咨询了李医生；像这种脑瘤复发的可能性有多大，他的回答；　13%。后来我发现我就落入了这个比例。谈论不祥的数字。

出院四天后，我再次入院，这次是因为血液疾病；红细胞不断分解，导致血红蛋白和血小板水平下降到危险水平。这一次，血液科医生和护士聚集在我周围。一个多星期以来，他试图确定原因但没有成功。每天给我输血，但血红蛋白水平不理想。作为最后的方案，血液科医生为我做了骨髓活检。奇迹般地，一天后红细胞不再破裂，那天正好是1998年的圣诞节前夕，我在新年前就出院了。

六个月后，我重返工作岗位，虽然我的右脚走起路来还是有点破脚，右脚踝不像以前那么灵活，但我可以开车去上班。我的协调性和言语再也没有恢复到脑部手术之前的状态。

5

灾难临头

感谢公司一直以来对我的支持，我休养了六个月才重返工作岗位。上班后上司们并没有催促我，而是让我按照自己的节奏轻松地承担全部责任。

另一方面，我仍然是一个听话的病人，按时服药，按时去看医生。我们每年进行一次核磁共振检查来监测大脑状况，特别是脑干。从第二年的核磁共振，神经外科医生检测到了残留物，他建议我在残留物造成进一步的神经损伤之前将其去除。由于残余物非常靠近主动脉，无法动刀，神经外科医生建议进行立体静态放射手术（其特点是用强光束瞄准异常组织，同时对异常细胞进行放射治疗）。也称为"伽玛刀"或"激光"。神经外科医生进一步解释，在这种方法下，手术不必是侵入性的，周围细胞也不会受到任何损伤。

二零零年十二月我接受了所谓的SRS手术，医疗团队的准备时间比实际手术要长。神经外科医生将一个机器人般的头盔拧到我的头上，以防止头部在手术过程中移动。进了手术室，技术人员把我的眼睛蒙住，又几个人又去检查，最后只剩下我一个人躺在冰冷的桌子上。每次必须以不同的角度照射光束几次，因此我的头必须被移动几次。准确性非常重要，绘图和计算也非常重要。整个过程不超过两个小时。

六个月后，我和同事一起吃午饭，突然感觉右脚有一种奇怪的感觉。下一刻我的全身剧烈的抽搐起来，我所握着的桌子也像地震了一样摇晃起来。我在这个过程中失去了知觉，几秒钟之后，我清醒了，我用同事们不熟悉的语言说话，同事们赶紧把我送往医院，但我的身体虚弱得几乎无法行走。他后来解释说我刚才经历的是一种由癫痫引起的癫痫发作，在脑损伤的人中很常见；这可能是由于大脑肿胀或病变造成的。不管是什么原因，我都必须留院观察。

癫痫发作影响了我身体右侧和右腿的肌肉功能。一夜之间，我发现所有受影响的肌肉群都变弱了。癫痫还给我带来了脚趾和脚踝无法活动以及协调问题。第二天我出院，脑神经外科医生开的抗抽搐药物，他建议我进行物理治疗。他提到我将无法再次独立行走。当相关的药物和初步的物理治疗没有达到我预期的效果时，我们寻求中医和马来传统治疗法，我们甚至去各个寺庙祁求神明帮助，基督徒为我念经和祈祷，当这一切都无效时，我开始觉得恐惧、焦虑和担心都。更糟糕的是，由于我服用类固醇来控制大脑肿胀，我的体重猛增至七十九公斤。

日子一天一天的过去而我的情况没有任何改善的迹象时，我变得喜怒无常，安静，有一次我脸朝下摔倒，体重的冲击导致我的上排门牙撞到了水泥地板，这就是我现在戴前上排假牙的原因。最终，我忘记了如何微笑，大笑以及如何令自己开心。

如果说脑肿瘤的诊断让我有如发噩梦，那么残疾的出现则让我跌入万丈深渊。长期坐在轮椅上对我来说是最可怕与不能接受的残酷事实。我感到无助、不安，无法控制一切，甚至包括我自己的身体。我无法再上班，于2001年9月正式因病呈辞，这意味着工作了不到十年就被迫停止了工作。我每天都感到痛苦、不安，除了觉得自己很麻烦、是个负担，给别人带来很大的不便。看着眼前的一缺在我面前倒塌，这种打击实在难以承受。

我躲进自己的壳里时，我的社交圈缩小了，当我开始感到情绪波动、情绪波动、失眠并产生自杀念头时，抑郁症的迹象出现了。好在一个行动不方便的人要结束自己的生命并不容易，而且光是想到要母亲白发人送黑发人，是件多不孝的事情，就足以阻止我做出这种蠢事了。我知到我无法即使改变眼前的处境。面对瘫痪的前景，未来显得黯淡。当我应该照顾母亲并为她提供舒适的生活时，看到母亲却要照顾我，这比以往分离死别都更加令人难过。此外，我不想成为浪费社会资源及成为社会的负担。

我在亲人的不懈鼓励和支持下我再次开始物理治疗。我想，如果我在接受物理治疗后变得更强壮、更独立，我母亲的工作就会更轻松了。我们开始尽可能地改变了家里物品的摆放方式，以便我可以拿到它们。由于当时行动不便，出行非常不方便，所以我开始在家进行理疗。但我内心深处仍然希望摆脱残疾人士标签，因此我等了六年才到国家福利部门登记为残疾人士。

从此，我开始了积极的康复计划，其中包括每周两次的医院理疗和水疗以及家庭理疗。复建是一段艰难、乏味、漫长的旅程，我跌倒了很多次，爬起来也很多次，哭过更加多次。生体遍体鳞伤了，但我还是决心继续下去。最终，我的奋斗、汗水和泪水并没有白费，积极的成果逐渐但明显出现了。我的体重下降了，肌肉开始增强，我的整体运动变得更加容易。在物理治疗之前，我需要轮椅才能外出，但在物理治疗之后，我可以使用助行器进行短距离路程。.

这些年来，我身上留下了无数伤疤，尤其是膝盖上。肩膀方面，我的右肩有一道发际线骨折，而我的手指、拇指、肘部、前臂和臀部的其他瘀伤都愈合了，没有留下疤痕。通常，每当跌倒时，我都会尽力保护自己的头，以免撞到坚硬物。

仿佛我的身体状况还不够糟糕，我又因另一种身体状况再次进入手术室。在脑肿瘤诊断之前的某个时刻，我的生物周期在没有明确原因的情况下被打乱。在脑部手术之前，我的月经周期停止了好几个月，手术后立即恢复了正常周期。这是每月一次的例行公事，直到几个月后完全停止。我原以为是因为更年期提前。六年后，月经又突然来了，我怀疑有什么不对劲。在各种检查结果呈阴性后，我咨询的妇科医生建议我对子宫进行活检。正如预期的那样，活检结果表明子宫活动异常。经过一些药物治疗后，我们在一年半内又做了两次活检；结果与第一个相同。如果这种情况持续下去，我就有患子宫癌、输卵管癌或卵巢癌的风险。在考虑了利弊和潜在风险后，我决定于 2012 年 7 月 3 日将这三个器官全部移除。

25

6

癫痫症

癫痫是一种脑神经系统疾病，因为大脑出现异常电涌，导致大脑暂时衰竭。

当有人癫痫发作时，您会注意到他的身体、手、腿无法控制的抽搐，咬紧牙关，翻白眼。

是什么原因导致癫痫？

造成脑部疾病的原因有很多，如出生时缺氧、头部外伤、中风、脑肿瘤、遗传等，但仍有很多患者找不到真正的病因。猫和狗也有癫痫。

立体静态放射外科手术六个月后，有一天，我和我的同事坐圆桌等待午餐。突然，我的右脚一阵痒痒，我还没来得及说什么，就到了我的头上，下一秒我的生体就剧烈地颤抖起来，我扶着桌子，桌子摇晃得像地震了一样。我的同事们感到震惊。与此同时，我失去了知觉几秒钟，当我醒来时，我发呆，用同事们不熟悉的语言说话。

这次癫痫发作是第一次。它对我产生了深远的影响。癫痫发作后，我的右侧身体一夜之间失去了所有控制和力量，导致瘫痪。随后的癫痫发作并不那么严重，但每次癫痫发作后，我几乎无法移动右腿。

一次发作就足以让我休息一整天。可笑的是，我在获得水肺潜水执照后才知道癫痫患者不应该从事机器操作和参与各种水上活动。

有很多因素可以引发癫痫发作；

1.压力，

2.疲劳，

3.睡眠不足，

4.脑震荡，以及

5.没有定期服食药物。

癫痫是一种慢性疾病。到目前为止，还没有治愈方法。患者只能通过药物来控制。一旦开始服用这种药物，患者就必须终生服用。有些患者可能同时服用2种或3种药物。

当我们身边有人癫痫发作时，我们该怎么办？

第一的;我们应该清除周围任何坚硬、锋利、灼热的物体，以免伤害患者。

第二;清除患者口中的固体食物和假牙，以免阻塞气道。

第三;如果患者在水中癫痫发作，应尽快将患者从水中救出。以免溺水。

同时，有三件事我们绝对不该做；

1. 不要抑制、摇晃或拍打患者身体。这是为了避免患者肌肉拉伤、骨折或脱臼。

2. 古人相信，癫痫发作的人会咬舌头，但事实并非如此。不要将勺子等硬物强行放入患者口中，切勿将手放入患者口中。您可能会伤害患者或您自己。

3. 癫痫发作与紧急状况不同，紧急情况下呼吸、心跳停止。因此无需对患者进行心肺复苏，只需等到癫痫发作结束、患者自行苏醒即可。

如果您周围的人癫痫发作，请不要惊慌，只需记住 三做和 三不做就可以了。

7

隧道里的一道光

　　自从脑部手术后，与神经外科医生的预约和每年的核磁共振（MRI）检查已经成为我的例行公事。 二零零六 年至 二零一一 年之间，MRI 显示疤痕组织没有生长或扩大。 二零一三 年，一个令人鼓舞的结果出现了，核磁共振没有发现任何残留物、疤痕组织或大脑损伤，这意味着我的大脑没有任何影响神经的物体。终于，我听到了自 二零零一 年 六月 一 日我一直在等待的消息。听到这个消息后，我的成就感和信心增强了很多。那时我的肌肉力量已经增强了，隧道里另一端的光线突然变得越来越亮。

　　同时，我感觉我的体重分布和整体平衡得到了改善。意识到我还有很长的路要走，我继续进行物理治疗，以提高灵活性并强调关节随意活动能力。尽管我的状况不佳，但如果有机会，我内心仍然渴望提升自己，或者学习和改进我感兴趣的事情。在残疾之前，我很喜欢游泳，在完成物理治疗程序后，我偶尔会在水疗池里游泳，但前提是物理治疗师允许我这样做。然而，水疗池并不是用来游泳的，它们的尺寸只有 三

x 二点五 米。因此，当我来到一个长五十米、有八泳道的游泳池时，我感到非常兴奋。在志工的胁助下，我重新学习了游泳。最初的唯一目的是参加刁曼岛的潜水之旅。

潜水之旅结束后，我并没有放松，每周坚持练习游泳两个小时。起初，我的右侧身体不断下沉，一次游不了六米，但逐渐改变，我能游十二米，然后是三十六米、四十八米。经过一年左右的连续练习，我不知道自己的身体何时开始在游泳时保持平衡。然而，由于我患有癫痫症，我还是没有足够的勇气游完了 五十米 。每次我都必须有人陪我才能游完整个泳道。最后我请了教练教我一些自救技巧，并训练我游几圈。经过四节课后，我有足够的信心游完整个五十米，然后是一百米，接着是二百米、三百米、四百米，等等。

第一次潜水经历后，获得潜水证书听起来更加诱人，唯一阻碍我的是"癫痫"这个词。

由于我的癫痫控制得很好，癫痫发作的几率几乎为零，二零一六年，神经外科的医生建议我进一步减少抗抽搐药物的用量。这增强了我的信心，我敢于梦想很快就能考取水肺潜水员认证。

8

第一次潜水之旅

当朋友告诉我，有一个非政府组织将举办潜水活动，带残疾人士去潜水，并在游泳池举办游泳课程时，我立即抓住了这个机会，并立即注册为参与者。潜水之旅前三个月，每周日早上都会进行两个小时的游泳课程。在那三个月里，我的两个侄女开车送我去游泳池，等我完成学业，带我去吃午饭，然后再送我回家。出发前两周，我们进行了两次模拟训练；一个用于浮潜，另一个用于潜水。终于，我们等待已久的一天到来了，我们都做好了出发的准备，这就是刁曼岛五天四月的旅程。

主办人的目标是让最多的残疾人在海平面以下二十 米的海底潜水 三十 分钟，从而跻身马来西亚纪录大全。我们的队伍由 三十一 名残疾人、六十三 名志工和 二十名潜水教练组成，他们将在岛上等待我们的到来。 二零一四年 八月二十一日晚上十点，我们在雪兰莪蒲种Setia Walk Gallery集合。随着所有参与者慢慢入场，整个候机区就像机场的候机区一样。在所有轮椅、助行器和行李都按四种颜色标记后，设置了一张桌子作为临时值机柜台，然后将参与者分成六人一组。每组由二名残疾人和四名志工组成；我们被告知要确定我们的小组成员，以便在需要帮助时能够互相寻找。

上车前，同色标签的行李和轮椅被送入公交车的行李舱，对于能站立行走的障友，志工扶着他们直到安全就座，对于不能站立的障友，巴士有安装生降机。志工会把他们带到座位上。当障友要下车时志工也进行同样的过程。最后，我们在半夜十二点乘坐四辆巴士浩浩荡荡的出发了。旅途中我们两次停车休息。

早上七点左右我们到达丰盛港的 Tanjung Gemok；我们在一家老咖啡馆里吃了早餐。早餐后，所有轮椅使用者都被推到附近的码头，巴士将我们的行李送到码头。我们在码头大厅待了大约 三个小时，因为第一趟渡轮服务于上午 十一点半 开始。这段时间志工们有足够的时间来整理行李和一些文书工作。

当渡轮到达时，志工们首先要把行李转移到渡轮上，然后再移送障友上渡轮。登上渡轮的过程与上巴士相似，只是由于通往渡轮的石阶较多，转乘渡轮更加危险和更具挑战性。不管有多困难，热情的志工都会设法让所有障友安全登上渡轮。

渡轮大约需要两个半小时，我发现才曼岛有几个甘榜，因为渡轮停了两至三次供乘客上下船。最后，我们到达了目的地，也是渡轮的终点站　Kampung Salang。

到达那里后，当地潜水中心的潜水教练们和提供住宿的工作人员就在现场迎接我们。然后我们去吃午饭，他们整理行李。午餐后，我们拿到了房间钥匙。

过后是分配救生衣和浮潜面罩，并告知在行程的最后一天退还。房间的安排是让两到三名志工与一名障友共用一个房间。后来我了解到，大多数志工都是拥有不同等级的认证潜水员。在每次浮潜和潜水课程中，至少两名志工将跟跟随一位障友以提供支持。

出发之前，我有些担心主办人安排的活动，我担心如果在大海失踪的话志工可能会找不到我，所以我给自己买了一件颜色很鲜艳的泳衣（那些会发出黄色的光）。

第二天我们进行了几次浮潜。早上，我们乘坐快艇去了一个浮潜地点，午饭后，我们又去了另一个浮潜地点。快艇上风很大，大海环绕着我们，令人心旷神怡。这让我想起了我和朋友们乘坐摩托艇的时光。回忆起那一刻让我热泪盈眶。我以前很喜欢水上运动，但潜水对我来说是遥不可及的，在残疾期间参加潜水活动更是超出了我的想象。我们成功地看到了海洋世界。除了其他动物群之外，还有大量色彩缤纷的鱼类和珊瑚。在海里浮潜后，我们回到房间休息了一下，然后旁晚再次去浮潜，这次是在海滩附近。晚上我发现我的小腿被晒得很厉害。

我们最期待的活动落在了第四天——障友下大海潜水。我们上午 九点聚集在一起听取简报。

为了避免承担不必要的风险，主办方和潜水教练将安全放在第一位。他们计划每次有五名障友参与潜水；因此，障友被分成六组。每个人都会有一名潜水教练在潜水员全程跟随着。我们的潜水探险需要三十分钟，在此期间我们将有难得的机会由摄影师在海底拍摄照片。简报时我激动、感动，热泪盈眶。我很激动，因为在我成为残疾人士之后，我从来没有想过要参与有挑战性的活动，更不用说潜水了。这听起来太超现实了，这么多年过去了，我仍然有机会实现它。

在海里潜水时，我感到完全自由，没有障碍物的限制，也没有结构或建筑上的障碍。我感觉零重力，漂浮在海洋世界的鱼类、珊瑚和其他动植物之间。对于残疾参与者来说，这次潜水的机会很可能是他们一生中难得的机会。这主要是因为朋友和亲人可能会认为潜水太危险，而且这项活动需要集体努力才能确保成功，因为通往潜水天堂的旅程并不容易，尤其是有残疾人士参与。

我非常感谢所有的志工和潜水教练全程陪伴着我们。包刮陆地上，沙滩上，海上，海里。没有他们，就没有这次千载难逢的经历。

9

认证潜水员

    二零一五年热浪岛潜水之旅结束后，来自沙巴的潜水教练热衷于次年与主办人合作，于是我们在二零一六年初开始计划沙巴潜水之旅，我参与了主办委员会。该计划具有挑战性，因为在后勤方面会更加棘手。由于安全准则规定，一架飞机只能搭载有限数量的轮椅使用者，这一事实使情况变得更加复杂。我们花了六个月的时间才开始这次旅行。这一次，我们带了二十名残疾人；其中，十人将进行探索，而另外十人将尝试考取水肺潜水员的认证。出发前三周，潜水教练团队

    从沙巴来到雪兰莪梳邦再也进行平静水域课程并做一些文书工作。

    二零一六年七月二十八日，六十名志工和二十名残疾人士分别乘坐两家不同航空公司的两架飞机抵达亚庇国际机场。我们沙巴的协办单位热烈欢迎我们的到来。他们准备了几辆越野车和两辆巴士来载我们一行人到码头。从码头出发，我们乘坐快艇前

往仙本那岛，潜水中心的餐厅作为我们用餐、简报和社交的场所。

我们很幸运，接下来的两天天气良好。我们一天潜水两次，上午和下午。 七月三十

日晚，下了大雨，风很大。第二天早上，由于强风和海流，我们早上的潜水不得不推迟到下午。下午潜水时能见度也不好。在这次旅行中，我学会了如何在戴着潜水装备的船上后翻下海，我在电视和视频中看到人们这样做，觉得这很酷；现在我也能做同样的事情，太棒了！

在尝试水肺潜水时，必须掌握一些技能。

1. 平衡空气空间——捏紧鼻孔轻轻吹气。
2. 了解水肺潜水设备 – 包括气瓶、浮力控制装置(BCD)、配重、面罩、调节器、替代空气源、气压计和脚蹼。
3. 手势信号。
4. 使用调节器 – 练习清除调节器中的水。
5. 练习在水下回收调节器。
6. 清除面膜中的水分。
7. 监测空气压力表。
8. 使用脚蹼游泳。

在尝试这些技能时，我本来应该跪在水下，但由于我的残疾，改为坐在水下。我没有使用脚蹼，因为我无法穿上脚蹼，因为右脚踝无法活动。

　　八月一日早餐后，我们离开仙本那岛赶航班。那天早上，下着雨，风大，水流很急，从仙本那岛到码头的快艇非常摇晃。然后我们乘坐预定的巴士前往亚庇，在那里吃了午餐，后去机场。我们再次登上两架飞往吉隆坡的飞机。当我离开亚庇时，我知道自己现在是一名经过认证的水肺潜水员，但大约三周后，当我收到 Padi 潜水员卡时，我感到异常高兴和自豪。

10

珊瑚保护

当我看到海底下有一堆看起来像白骨的东西时，我吓了一跳。像是死了很久生物又被粉刷过似的。当我游近并仔细观察时，我的恐惧减轻了，因为我认为断骨的东西实际上是死亡的珊瑚。当地海洋公园的珊瑚不断萎缩，是由于海洋环境恶劣、过度开发、垃圾以及防晒油等化学物质过多造成的。潜水员和浮潜者在不知情或意外的情况下杀死了一些珊瑚。气候变化和全球变暖的后果使得保护这些大自然给海洋生物生态系统的美丽礼物变得更加困难。

在经历上述情景之前，我并没有意识到人类对珊瑚造成的危险。 二零一七年 七 月 二十 日至二十三 日的潜水之旅中，我在停泊岛的一次潜水中发现了这样一个可怕的地点。这次潜水之旅的亮点之一是珊瑚保护；第二个是带二十二名障友参加了这次潜水之旅，第三个是大约六十名志工参加了这次旅行。我们一行八十人乘坐三辆巴士和一辆汽车从蒲种出发。我们早上九点到达Kuala Besut巴士站；我们很惊讶附近有一个无障碍厕所，在门上写着贵宾。从巴士站到码头距离不远，坐船约三十分钟即可到达岛屿。

尽管珊瑚具有很强的恢复能力，但它们仍然需要我们的帮助才能生长，以抵消对它们造成的损害。珊瑚修复过程始于将 PVC 管连接到珊瑚框架结构中，框架完成后将种植在海床下方。通过将珊瑚绑在手工设计的框架上，我们可以帮助珊瑚生长。监测对于确保种植的珊瑚健康生长至关重要。停泊岛渡假村将把这个珊瑚修复项目作为其企业社会责任计划之一。

通过这个项目，我们希望提高人们对珊瑚保护的认识。如果更多人意识到我们海洋公园的珊瑚正在减少，也许他们会更加关心并采取行动。例如；避免以垃圾和化学物质污染海洋，触摸或踢珊瑚，以及钓鱼者轰炸鱼类。种植珊瑚看似微不足道，但如果它能让更多人意识到海洋生物的减少，那就已经达到了目的。因此，教育和行动在拯救珊瑚礁方面发挥着重要作用。

现在，您一定想知道残疾人士是如何设法潜入海平面以下 五 米并将珊瑚绑在结构上的。这些人是如何上船出海的呢？答案是：很难，但并非不可能。在志工的帮助下，一些人被背在背上，另一些人被抬着，还有一些人被连人带轮椅抬到岸边，然后使用吊床和没有轮子的轮椅帮助残疾人上船。再次，在志工的帮助下，几位残疾人穿着潜水装备向后翻入海，还有一些在入海后穿上潜水装备。

　　在志愿者的引导下，残疾人士在海平面以下自由活动。志工会发出信号何时下降、哪个点下降，并指出稀有的水下物种，如黄貂鱼和小丑鱼。在我们到达珊瑚种植地点之前，一些志工已经在珊瑚种植区切割和收集珊瑚放篮子里，我们只需要将一块珊瑚绑在 PVC 框架上即可。

　　我们有机会深入马来西亚国税局采用的珊瑚花园和 D' lagoon。幸运的是，两个地点的珊瑚都很健康，呈现出美丽的景色。希望潜水者或浮潜者今后不会发现充满暗淡、粉饰和破碎的珊瑚。

　　潜水时，当我看到美丽的珊瑚和各种各样的鱼在它们周围、它们的下面、每一个裂缝和狭缝里游动时，我感到生机勃勃、平和、宁静。最后，让我们随时随地为海洋公园尽一份力，让我们的子孙后代都能享受到生机勃勃、健康有力的海洋生物。

11

物理治疗

我仍然有协调上的问题。我的右脚脚趾和脚踝没有自主活动能力。右膝和臀部肌肉的控制也很弱。然而，我很庆幸我可以走路，尽管使用助行器速度不是很快。我相信在某程度上是持续物理治疗的结果，这要归功于多年来各种物理治疗师的努力。

为了身体状况有所突破，我尝试了普拉提。去年五月，我去普拉提工作室进行了评估。当我坐着轮椅到达那里时，我沮丧地发现工作室位于一楼，地面的走道上铺满了草和碎石。一位男工作人员帮我推轮椅到工作室。最终到达工作室了，我发觉他已经气喘如牛。该工作室位于一排已改建为营业场所的联排房屋的尽头。轮椅使用者的电梯位于大楼的另一端。满是草地、碎石、石子路、路缘石和台阶。开发商到底是如何期望轮椅使用者能够到达电梯的？我实在无法理解。由于许多商铺空置，无障碍厕所位于一个偏僻的地方，周围没有人。当我向工作人员抱怨工作室交通不便时，他们告诉我他们将要搬到正在装修的新址。新工作室位于现有工作室对面，将配备无障碍设施。

今年三月份，我又去新装修的工作室进行了一次评估，目的是进行实地勘察。该房屋是由平房改建而成，楼上有一间工作室，底楼还有一间工作室。一楼的工作室内设有无障碍洗手间。入口处地面平坦，设有无障碍设施。从那时起，我每周都会在这个工作室参加普拉提课程。在最初的几次训练中，我无法进行很多动作，我需要教练的帮助将我的右腿定位在开始位置。每次课结束后，老师都会给我布置"作业"，让我在家练习。

有时经过一堂艰苦的训练后，我会感到肌肉酸痛，需要休息两三天。教练曾经告诉我，疼痛是好事，这意味着有关的肌肉正在发挥作用。到目前为止，我对自己的进步很满意，想象一下几个月前我成功做平板支撑时的成就感吧！导师们告诉我，我已经成为中心的明星学生了。

我一直对体育活动很感兴趣；游泳、潜水、跑步、轮式骑行和锻炼等。去年　　十一月，我为轮椅购买了一个电机附件-单轮车。有了这个附件，我就可以参观在在草地，马路和不平坦的地面所办的活动。我是男女网球赛的爱好者，我尝试过轮椅网球，但对我来说太难了，我比较喜欢看网球比赛。我参加了吉隆坡市政局在第一和第三个星期日早上七　点至　九点举办的吉隆坡无车早晨活动。如果天气允许，我会去公园兜风。我不太喜欢旅行，因为如果我花那么多时间和金钱旅行，我要从至少一米半或以上的视线高度欣赏风景和其他一切，而不是 一米。此外，作为残疾人士，旅行时还有其他无形的负担。庆幸的是我找到了一种可以无限制地享受周围环境的方法。哪就是潜水。

我也参加了每星期日的生体锻炼。这个活动由马来亚大学体育研究中心的人员主办。这些免费课旨在通过介绍各种无障碍练习来鼓励残疾人士增加运动。

尽可能保持身体的灵活度和健康残疾人士是非重要的，特别是残疾人士。由于我们的活动能力有限，常常坐轮椅可能会导致肌肉流失、力量下降和骨质疏松症，更不用说高血压和糖尿病等疾病了。

在二零一八年十二月九日，我参加了走猫步比赛。有十二位残疾人士参加，主办当局把我们归类为特别组，其中七人是轮椅使用者，五人使用各种助行器。我最终获得了亚军。奖品包括证书、奖杯和 五百令吉。主持人，评审团和观众的掌声和话得到了非常多的鼓励。

12

母亲

一九三零年，一对年轻夫妇生下了一名女婴。

他们很高兴地欢迎这个小女孩的来到了他们家。不料他们的快乐是短暂的。那个年代的人相信几次流产后生下的第一个婴儿必须被送人抚养，婴儿才能够健康的成长。他们心碎的将女婴交给一对无子女的夫妇收养。那对夫妇住在雪兰莪加影的夫妇，并将女婴改名为英。

就这样英在她的新家里长大。她家贫困，只能租房住。英十一岁时日本人入侵马来亚。日军的残暴，爆炸事件和尸体散落一地的画面深深刻她的脑海里。

她跟养父母一家三口，逃难入橡胶园并住在丛林里。房子是用竹子扎的。她家人躲在隧道里躲避掠夺的军队。那时候，大米是一种稀有商品。有拿到了一些大米也是呈黄色并参到水泥或

沙子，必须清洗无数次。他们吃任何可食用的东西——木薯粉、红薯和

野生蘑菇等。

世界二战结束后，一家人继续住在橡胶园里。一天，英的亲生父母来看望养父母一家庭。原来在放弃第一个孩子之后，夫妻俩回到中国。

在那里，夫妻两又生下了一名男婴。不久之后，夫妻俩就回到了马来亚。他们定居在柔佛州昔加末，并在那里开一家自行车店。家里又添了两个女孩

后来，英和她的养母找到了工作。

在距离他们租房的大约十公里的橡胶厂里当女工。他们必须在凌晨起床每天早上步行去上班。他们依靠太阳来报时，因为他们没有时钟。有一次，英的养母误认月光为阳光并唤醒她。走了几个小时后，天还没有亮的迹象。英的养母突然意识到自己的错误。幸运的是他们设法搭一辆路过的卡车回家。

在橡胶厂工作期间，英被同事欺负。他们取笑她从来没有机会去上学并是文盲。当一家人终于搬出橡胶圈时，英告诉她的养父，她想要报名参加夜间课程。她的养父反对，因为他没有看到教育对于女孩的重要性。相反的，他告诉 英 向她亲生父亲要一辆自行车。

英独自一人乘火车前往昔加末，带着一辆二手自行车回到加影。

这次行程点燃了英亲生父母和手足之间的联系。成年后的英在一家烟草公司找到了工作。

她的养父是拉人力车，有服用大麻的习惯。当英没工作的时候，就忙着在大麻烟囱里找养父，因为养父会把人力车停在外面。

后来，英去了一家饮料厂工作，她在那里负责清理回收的瓶子。她每天得背上一箱一箱装满二十四只空瓶子的箱子，有时跟同事轮流背有装气水的箱子。直到她的背部长出厚厚坚硬的一块。

英和男朋友是在和朋友群出游的时候认识的。然后他们两人结婚了，当时两人都二十三岁。后来就成了我们的爸爸妈妈。

结婚一年后，夫妻俩迎来第一个女儿。接着下来是两个男孩，还有另外六个女孩们，我想祖母和父亲应该有点失望。但很不幸的最小的孩子因呼吸系统疾病而夭折。

我的母亲从容地承担起作为儿媳、妻子和八个孩子的母亲的责任。我的祖母是一个非常传统的中国女人。虽然男孩们被允许花时间在户外，女孩应该呆在室内帮忙做家务，以便她们长大后有能力成为称职的家庭主妇。

当祖母被诊断出患有喉癌时，母亲成了她的全职护士，直到她咽下了最后一口气。

中国有句古老的谚语说：

黄雅菊

"妇女能掌起半边天"。我妈妈就是其中之一

这样的女人

父亲58岁去世后，母亲努力维持一家人的团结。就在那时我收到了在一家大学继续深造的邀请信函。在妈妈的鼓励下我进了大学。妈妈和妹妹在工厂食堂工作以支持我的学业。多年的辛苦工作损害了母亲的健康。

我在医院被诊断出患有脑肿瘤时，我才三十二岁。母亲成了我的力量支柱。在我住院期间她一直陪着我。两次脑部手术后，需要做复建才能恢复。

妈妈保持积极的态度倍我面对一切困难。

九十三岁的妈妈仍然喜欢在家做饭聚餐。她的孩子现在有　二十二个孙子，和十七个曾孙。我为我的母亲感到骄傲，我希望妈妈能够健健康康活到老。

13

我的英文之旅

你相信我曾经被一位英文老师当从羞辱吗？

因为我写了一篇只有四个字的作文。

这件事发生在我上中二的时候。在一次期中考试中，我们应该写一篇大约一百五十个字的作文，题目是"我的爱好"。我开始"我的爱好是阅读，但不知道如何继续写下去。我试图写更多，但什么也没写出来。时间一到，我就交了考卷。

第二天，又有另一课考试。英文老师是考官。突然间她问道"谁是黄雅菊？"我赶快举起

立刻站了起来。回应我的是老师愤怒的声音；'你知道我可以给你零分吗？你根本没有头绪！我吓呆了。所有的同学们低头看着自己的试卷。但是我很清楚大家都听到了老师的话。我

同时感到受伤和羞愧。

接下来几天里，我感到悲伤、沮丧，而且

羞于直视朋友的眼睛。我尝试找出可以改进英文的方法。最后。我下了决心；　首先，我选择了英语读者词典。里面什么都有；解释、示例句子。最重要的是，字典后面有例动词、名词、现在时的列表时态、过去时态和过去分词。

其次，我开始阅读所有英文故事书。弗洛斯河磨坊，大卫《科波菲尔》、《小妇人》等。

阅读的时候字典一直在我身边以便我需要时可以参考它。为了增加阅读材料的多样性，我还买了报纸和杂志并保存起来几天和几个月。每次我们买新东西的时候像家电。我会把产品摆放在我面前然后阅读英文手册。

六个月后，在派试卷时英文老师对我的印象很深刻，并说'你进步了很多，你去补习了吗?

我看着她的眼睛，自豪地说："不，我靠自己。

我英语书写还可以。我的英语会话却很差。所以

学校放假期间，我去当销售员以便提高我的英文口语。我可以乘与客户的沟通时候学英文会话。

我的英语继续取得优异成绩。在马来四亚初中及高中两项公众考试英文科都得到特优。

在大学时我也获得高级英语资格。

我曾经很讨厌哪位英文老师，因为她

行为影响了我对英文的热诚。今天我很感激

她，因为如果没有她我就没有动力提高我的英语水准。虽然如此我还是不同意她的激励方法　–当众羞辱一名　十五　岁的女孩。它可能会以任何一种方式发展，好的或坏的。幸运的是，我积极回应了。

你们认为我担心吗？　至以书写英文了吗？我一点都不不担心。因为我是两本书的作者

其中之一是英文的。然而，在公共场合说英语时我非常不自在。但是之后我通过努力和决心，下功夫练习。记住熟能生巧。

14

感觉脆弱

　　自从患残疾之后我感到非常脆弱与无助。我失去了对身体的控制。看不到任何内外伤，也没有骨折，但我的四肢就是无法正常活动。

　　身体一路失去平衡加上协调问题导致跌倒和受伤。由于住在密密麻麻的木屋区，我很胆心如果发生火灾、紧急情况，必须撤离的时候自己该怎么办？由于木屋是由木材和锌盖成的，可以想象火势蔓延的速度。以前曾经有两令居失火，大家得紧急撤离。哪个时候我还有能力。

　　即使开始了物理治疗，我仍然认为我走得不够快，能够及时撤离。对自己的行动问题充满恐惧促使我做了一些安排。

　　首先，我替母亲预购了葬礼服务配套。如果最终哪天到来了，我要让妈妈有尊严地离开。

　　第二，我立了遗嘱。

　　每次摔倒受伤，负面情绪就出现了，自己开始转牛角尖。开始问"为什么是我？。"我到底做错了什么事？"。

　　二零二二年 四月二日早上，我准备做物理治疗的功课，我坐在床边从床底取出了运动垫，突然我向前扑倒了，我试图用我的双手保护自己，脸仍然撞在地板上，我头晕了以阵，眼前都冒星星了，几秒钟后我看到血从嘴唇滴下。听到"碰" 的一声，妈妈走进了房间。当她看到血迹时，她意识到这一定是嘴唇。好在我不断练习的习惯

　　，我能够翻身并坐起来。把运动垫受好了，我再也忍不住眼泪流了下来。一面默默地问

　　"为什么是我" ？我受过高等教育，一个充满希望的未来， "为什么结果会是这样" ？后来我平复了心情重新往前走。明天会更好。

　　后来我一只手按在床架上，一手拉窗边的铁在妈妈的帮助下，我再次坐在床上。然而，癫痫又出现了。双腿感觉虚弱，我躺下休息。

　　照镜子才发现我的上唇非常肿胀，鼻梁和额头有瘀伤，脖子周围和左肘部疼痛。第二天

　　我发现肚子右边有一个紫蓝色的瘀伤。

15

妈妈的爱好

妈妈喜欢做的事情有很多，譬如：针织、缝纫、手工艺、园艺、家禽饲养、烹饪和烘焙。令人羡慕的是，她是无师自通。她通过观察和研究现成的产品来学习。她曾经和祖母一起编织女鞋来卖以赚取收入。

妈妈也是一位没拜过师的裁缝，我们小时候所有的衣服都是由妈妈缝制的。不仅如此，她还负责缝制奶奶和她朋友的衣服。 她还制作过窗帘。以前，屋子前后有空地，妈妈就用来养鸡鸭，种植蔬菜。

妈妈现在九十多岁了，她喜欢种植盆栽和花卉。母亲也是一位出色的厨师。即使在九十多岁，她也准备了大约十种菜肴和美食来拜祖先。母亲特别坚持做各大节日的美味佳肴：新年大餐，端午节吃粽子，冬至吃汤圆等。

母亲继承祖母的真传，是一位虔诚的道教，每逢农历节日，她都勤奋祈福。从农历新年、天公诞、观音诞、土地公诞、大伯公诞、端午节、中元节、中秋节、到冬至。年复一年。除此之外，还有祖先的纪念日；曾祖父母、祖父母和父亲。祭祖的日子，妈妈必做的一道美食就是芋头糕。除了芋头糕外，妈妈还准备了鱼、猪肉、蔬菜、米饭、鸡肉，有时还做汤。

妈妈对女儿们的期望很高。房子必须整齐，清洁，包括卧室、浴室、厨房和花园。烹饪技巧即使不是特别好，也必须高于平均水平，个人至少必须打扮得体或整洁。一般来说，我们的母亲是女儿们的首席评审。我所有的姐妹都达到了妈妈的期望，我曾经擅长保持房子整洁，但现在没能力了。我没有足够的时间来学习厨艺，和其他技能。

16

手足

　　我和兄弟姐妹都很文静。我们不会轻易表达我们的感受或情绪。无论是早餐、午餐还是晚餐桌上，我们都没有交谈。除了年龄差距之外，接触不同环境也有影响。如果我们对任何事情或任何人不满意，我们都会保持沉默。这就是为什么在残疾发生后，我没有向兄弟姐妹表达我的恐惧、焦虑和不安的情绪，而是把这些都藏在心里，半夜醒来，哭着入睡。这种情况持续了六年。感谢妈妈和姐妹们确保我安全、吃得好、按时吃医生开的药。

　　大姐金出生于一九五四年。金年轻时就开始当裁缝学徒。她二十岁出头就结婚了。之后，她成为一名全职家庭主妇。金有两个女儿和三个儿子。最大的男孩四十几岁。尽管金患有多发性硬化症。金与她的丈夫、五个孩子、四个孙子和一个孙女过着幸福的生活。

　　大哥昌出生于一九五五年。我读小学五年级时，昌到马来西亚东海岸丁加奴的一家锯木厂工作。过年过节才有回老家。他育有两男以女。父亲去世后，昌一家人搬回来了。后来，他在雪兰莪士毛月找到了一份工作。为了方便上下班，几个月后昌的妻儿搬到了士毛月。昌喜欢什么都自己做：修车，修屋，修水龙头等等。老家所有的装修工作都是他做的。他喜欢研究机械产品和钓鱼。我们吃的鱼很多都是他钓鱼的收获。目前，他与妻子、孩子、三个孙子和两个孙女幸福地生活在一起。

二哥裕出生于一九五七年。他出生时，我的祖母建议他过继给很以久前去世的叔叔。这是写在我们祖先的牌位上的；好几位堂哥也被同样的安排。初中毕业后，裕曾 在餐饮行业工作，十几岁的时候，他和朋友们一起去欧洲旅行。后来他和他的大哥一起在丁加奴从事同样的行业。父亲去世后，裕回家乡了但他与未来的妻子租房住在外面。两年后，裕结婚并决定搬回家里。他们有两个孩子，一男一女。　裕的厨艺还不错，每当妈妈需要休息的时候，厨房就成了裕的地盘。

二姐 枝 出生于 一九五九 年。十几岁时就开始当裁缝学徒。二十岁出头就结婚了。婚后，她成了一名全职家庭主妇。她和她的丈夫育有三女一男。他们与她的孩子以及两个孙子和一个孙女幸福地生活在一起。

三姐莲，一九六一年出生，十几岁就学做裁缝。在家做缝纫和裁缝工作。二十几岁结婚，成为兼职家庭主妇后，仍然在家做缝纫工作。莲和她的丈夫育有三个男孩。他们与丈夫、孩子、三个孙子和一个孙女幸福地生活在一起。

四姐足出生于一九六四年，初中毕业后进入餐饮行业担任收银员。她二十多岁时结婚了，结婚后全职工作。他们有一男一女，幸福地生活在一起。

妹妹幼出生于一九六九年。初中毕业后就帮妈妈在修车车厂经营小吃摊。母亲退休后，幼到一家眼镜店工作。她在二十多岁时结婚并继续工作。幼和她的丈夫有两女一男，他们幸福地生活在一起。

在我毕业之前，除了裕，　足　和　幼　之外，其他的兄弟姐妹都结婚了。我开始工作后两年内，兄姐妹们都成家了。

17

醒觉

因病失去自由行动能力后，我才知道到行动能力对于一个人来说是多么的重要。我知道我一直把身体健康视为理所当然。这解释了为什么我在残疾发生后很长一段时间都感到情绪低落。尽管我成功地超越了残疾，但我的内心深处，仍然有一个无法愈合的伤口。在残疾发生之前我已经享受了三十二年的自由和独立了。十几岁开始，我就学习、工作、购买家居用品并申请家里所需的设施。

父亲去世后，我开车送母亲和幼去了菜市场，然后再去了车厂。在获得经济学荣誉学位之前，我在大学度过了四年的经济困难。我享受着令人满意的职业生涯。为什么会发生这种情况？

我的行动能力被剥夺后，我感到非常无助，因为我在做每件事都需要别人帮助。我的尊严在哪里？我的自尊心受到了伤害。最郁闷的时刻就是当我看到妈妈为了我而不知疲倦地工作时。照顾我的食物和饮料，每当我弄脏自己时就帮我清理干净。曾经有一段时间，我妈妈拒绝出去，因为她想和我在一起。就在那时我建议找一个帮手。至少当妈妈需要外出时，帮手会在我身边。

妈妈总是担心她不在了之后我会怎样。我相信她已经为我想好了无数个计划。对我来说，住在辅助生活设施中是一种选择，但作为一个传统的中国母亲却反对这个想法。按照她的计划，她想让我继续和二哥一起住在老家里。尽管我已经瘫痪了二十多年，但我仍然受到其他人居高临下的态度的影响。

18

生活未必能称心如意

如果你问我现在幸福不幸福，那要看你如何定义幸福。是关于成功的事业、财富、漂亮的汽车还是专属地址？或者说，它是健康的思想和身体吗？但同样，答案在很大程度上取决于环境，有时我们不可能拥有生活中所有美好的事物，但我们充分利用一切时，我们就会克服障碍，生活就会令人满意。

健康的心灵和身体是一个人最大的财富。不幸的是，并不是每个人都天生拥有这些最基本的资产。有些人出生时就没有正常的身体机能，而另一些人则可能由于某些不幸事件（例如事故和死亡）而在生命的后期被剥夺了正常的身体机能。

一般来说，残疾主要分为两大类，即身体残疾和非身体残疾。非身体方面涉及智力、精神和传感器（听觉、视觉或听觉和视觉）障碍。尽管如此，自然残疾和晚年发生的残疾之间的心理影响可能非常不同。对于那些天生残疾的人来说，适应力和心理调整发挥非常重要的作用。然而，对于那些在事故或疾病后发生残疾的人来说，心理影响可能是毁灭性的。有时我们永远无法摆脱创伤，这种不幸的情况可能会导致自卑、抑郁，甚至自杀。我相信那些后天才患有残疾的人，打击虽大，但不应该拒绝新的生活方式，即使这对他们来说最初是非常困难的。

无论是哪一种残疾类型，经历残疾生活对精神和身体来说都是艰难的。大多时候，家庭会参与整个残疾人的生活，因为他们是最先接触患者的。

参与社区完全取决于残疾人及其家人，只要他们设法克服所有障碍，并敢于面对外界可能投向他们的问题和目光。除此之外，残疾人仍然可以以他们认为合适的方式和拥有的东西享受生活。每当与残疾人在一起时，无论是成人还是残疾儿童，有些人都会感到尴尬和不安。这可能就是为什么残疾成年人和残疾儿童的父母躲在家里。而父母则保护他们的残疾儿童与外界隔绝以保护他们的孩子的原因。有些残疾成年人因自己的残疾而感到尴尬，并在公共场所被回避。　还有一些家庭成员担心自己的残疾家人会给自己带来太多不必要的关注，不愿意让残疾人接触外界。

尽管我们生活在一个文明现代的世界，社会对残疾人确实存在着刻板印象；例如;大多数时候，社会（包括残疾人群体）将残疾视为一种疾病，一种需要修复的东西，一种需要纠正或治愈的异常现象。就残疾人而言，在恢复行动能力后，他/她会考虑做这做那，或者做任何残疾妨碍他/她享受现在生活的事情。

在社会看来，残疾人要想完全恢复身体能力，就只能做这做那。成功的残疾人是超人

以某种方式战胜逆境，这可以激励他人。这是对残疾人的巨大误导性描绘。残疾人只是想像其他人一样过上正常的生活，克服许多逆境源于需要而不是选择。每个人都必须在人生的某些阶段奋斗，无论是健全的还是残疾的。只是与健全人相比，残疾人可能需要克服更多障碍，但请放心，残疾人的生活一切如常。没有必要通过成为体育巨星或在其他领域来证明我们的成功并激励他人。同样，并不是每个身体健全的人都渴望成为尤塞恩·博尔特或迈克尔·菲尔普斯。

悲剧性残疾是那些无法治愈的人，治愈的尝试失败了，但当残疾人看不到残疾之外还有生命时，残疾就是悲剧性的。此外，残疾人被视为不同于健全的人，他们是脆弱的、软弱的，是剥削、暴力和虐待的对象，无法做出正确的决定，有时正在尝试帮助的人可能会变得过度居高临下。

几乎所有有残疾孩子的父母都有一个共同的担忧：当他们不在身边时，他们的残疾孩子会怎样？无论残疾儿童的年龄，婴儿、幼儿、青少年还是成人。通常，人们认为与残疾人一起生活是一种持续不便的生活，而健全的人有持续的义务帮助他们，然而，我反对为了他们未来的福利而向残疾人情绪勒索。例如。;强迫残疾人接受不公正的待遇，因为对方可能对残疾人未来的福利很重要。

　　如果社会和残疾人本身都能跳出固有的思维方式来思考残疾问题，那么对于整个社会，特别是残疾人群体来说，这将是一个巨大的进步。与其希望社会改变心态，不如我们残疾人群体主动改变自己的心态，影响社会变得更好？

19

天有不测之风云

人生有太多事情是你无法控制的。外表、人际关系、财富、健康或贫穷也都不是永恒的。美丽的容颜可能瞬间伤痕累累，看似形影不离的朋友可能会在不可预见或复杂的情况下各走各的，财富如果不明智地管理可能会消失，健康的人如果突发疾病或被诊断出患有某种疾病，可能会毫无预兆地倒下。另一方面，贫困也不是永久的。贫困家庭可以通过获得技能或知识来改善其经济状况。

目睹一些同学、表兄弟和侄子的突然死亡的案例，顿然觉的生命是如此脆弱和不可预测，我开始为自己的死亡做好准备。我给自己买了一个墓地，几年前预购了葬礼配套。上述的突然事件提醒了我即使行动不方便，我也要感激我活着的每一刻。我不会让行动不方便和轮椅阻碍我继续往前的决心。我希望在经历了健康风暴之后能看到彩虹。虽然我完全恢复身体能力的机会很渺小，但我仍很努力做复建与运动。由于我从小就相信面对挑战时需要有毅力和决心，即使最后我没有达到所要的结果，至少我尝试过。

虽然人际关系会因逆境而改变，但我确信有两件事是经得起考验的；一是母亲对孩子的爱，二是手足情。如果说脑肿瘤诊断拉近了我们一家人的距离，那么面对我的残疾令我们一家人团结一致。

在残疾的最初阶段，我感觉周围的世界正在崩溃。这些年来妈妈一直是我的力量支柱。我的遭遇对我们一家人和来说既难接受的。我的兄弟姐妹改变了他们的日常生活，以提供必要的支持，并确保我得到很好的照顾，满足我的需求。过了一年，我母亲才同意请一名家庭佣人。

我消耗了六年的时间活在人生最低谷，家人的爱唤醒了我的生存本能。无论未来如何，我都会设法在逆境中奋进。如果我以前认为行动能力是理所当然的，那么残疾给了我第二次机会来学习新的生活方式必备的生存技能。在学习在新的生活条件下生存的过程中，适应能力至关重要。每一天，几乎每一秒，我都在学习适应一个全新的环境。我希望有一天我能做到能令妈妈放心。

我遇到过被诊断出患有脑膜瘤的人，因为手术过程中出现问题或无法修复，有些人在手术室离开，失明，失聪，失语，永远失去理智。我很庆幸，虽然脑肿瘤使我患残疾，但我的其他部分却完好无损。不过，有一些事情，我要时刻注意；我必须能够在情绪上控制自己。如果我太生气或心烦意乱，神经就会控制住我，我会很难说话，或者会不断重复一些话，我的下肢会开始不受控制地颤抖。我必须在精神和身体上得到足够的休息，才能全天保持良好的状态。当我太累时，癫痫发作的可能性更大。腿的位置也很重要，甚至有时候，我必须用手来把它摆正，

我注意到右腿的姿势是癫痫的发作原因之一。有人跟我说，上帝一定对我的人生有其他安排。也许上帝有意让我回到现实，如果没有脑瘤，我就会成为一个以自我为中心、一心追求成功的人。也许这是上帝的安排让我陪伴我的母亲，因为她所有的孩子都离开了巢穴。

我很高兴也很自豪地告诉大家，在家庭佣工的协助下，我能够陪伴妈妈进行骨科手术，倍她接受骨科顾问的例行检查。我带妈妈去看脊柱和关节专家，接受脊椎物理治疗。今天我很高兴我的母亲已经九十多岁了，身体还很坚强。

我不能说我现在的生活是否充实，但我很享受它的每一刻。我读我想读的书，听我最喜欢的音乐，并在喜欢的时候写作。我过着健康的生活方式；我饮食健康，每周游泳一次七百至八百米，每周两次步行五百米，每周骑自行车三次十公里，并定期做伸展运动以保持健康。偶尔参加潜水旅行，让生活变得有趣。我按照自己的节奏毫无困难地完成了所有这些工作。

现在的生活没有交通堵塞、赶时间，常见的办公室八卦或冲突所造成的压力。也许这毕竟是因祸得

福。尽管如此，我仍抱有有一天放下大部分行动辅助设备的希望；让我们祈祷这一天早日到来。

目前，我一个人就可以去那些无障碍设施的地方，如果我知道目的地不方便，我会带一个家庭佣人。如果我打算带母亲出去吃午饭、购物或只是郊游，我们三个人就会一起去。佣人帮妈妈推轮椅我自己推轮椅。我在人生的这个阶段感到幸福和满足。

20

广州之旅

　　我上衣次来广州已经是二十多年前的事了。　二零零一年，我因脑部手术并发症而成为轮椅使用者。当一群朋友计划二零一七年去广州旅行时，我决定和他们一起去。这是我第一次尝试座轮椅去异国旅行，我心里充满了兴奋和期待。

　　二零一七年三月三日，我们十个人抵达广州，与当地朋友见面并探索广州。我们的团队中有两男三女是障友，其他是身体健全的，其中包括一名七十四岁的妇女，其余四名轮椅使用者和一名视力障碍的男生。

　　当我们的飞机降落在白云国际机场时，由于我们是早班飞机，机场里还没有什么人潮。机场是新的，十二年前就搬到了现在的位置。我们很快就通关了。遇到了来自广州的朋友苏，苏坐在电动轮椅上，苏将在接下来的三天里担任我们的导游。首先，我们先前往旅店，放好行李。

从踏进地铁站的那一刻起，广州发达的速度令我们眼前一亮。车站里挤满了人，他们从四面八方走来，试图在站台两侧赶火车。

值班人员提供了堪称典范的服务，尤其是对使用轮椅的通勤者。根据广州朋友的通知，工作人员会带领我们到特定的电梯，虽然电梯只能容纳两个轮椅，但工作人员会看守电梯，直到我们所有人都上或下。在此过程中，她会联系另一端的工作人员来接我们，这位工作人员和他的同事会带领我们到特定的车厢并协助我们登上正确的火车。

出车站后，只有楼梯电动站台，如果使用楼梯站台，一次只能运一辆轮椅，要花一个多小时，为了加快行程，有几个男警员协助轮椅在自动扶梯上上下下。警察们竭尽全力帮助乘坐轮椅的障友，甚至允许轮椅使用工作人员专用的隧道。

在广州的前三天，我们需要大量步行、推轮椅和乘坐快跌。不是地铁站太大，不然就是目的地和地铁站之间的距离太远。有时为了到达目的地，我们必须乘坐两到三趟地铁。从我们的酒店步行即可到达地铁站，因此每天早上我们早上 八 点就出发，克服斜坡和人不平的行道。想象一下，第一天我们拖着十个人的行李来！

每次我们到站的时候，每个车箱站都挤满了人。有时我们不得不等待下一趟地铁。

我们遇到了来自广州的另一位朋友 珠儿，她是用助行器的，然后大家共进午餐。午餐后，我们乘坐敞篷巴士进行了短暂的城市游览，晚上我们在广州塔广场欣赏国际灯光秀。灯光秀现场人潮汹涌。

晚餐是在附近有很多餐馆的地方吃的。广州无疑正处于数字世界的快车道上。在所有的餐馆里，你可以通过扫码点餐，也可以通过同样的方式付款，只要扫码就可以在任何地方租用自行车。

第二天，我们乘坐敞篷巴士继续我们的城市探索。城市看上去很干净，路边、天桥上种满了各种各样的花卉。湖泊干净，花园维护良好。许多高建筑物，特别是广州塔广场周围的建筑物，定义了广州的摩天大楼。后来，女生去购物，男生去数字商场。

我们步行大约三十分钟到达一家餐厅，来自香港的朋友艾伦和辉正在等和我们一起吃晚饭。当我们路过一个商业区时，苏向我们解释说，那是名品牌大楼；里面有LV、PRADA、GUCCI等名牌商品的商店。

我们去的地方几乎都是人头汹涌，购物中心、旅游景点等，尤其是在周末。参观旅游景点就像参观博物馆一样。这些旅游景点都具有丰富的历史和文化价值。它们包含建筑宏伟，建筑精美。

第四天，我决定留在旅店房间休息。首先，我觉得很累，其次，我觉得对志工们过意不去因为我带来的轮椅由于设计原因，他们推起来很困难。才三天罢了，同行的成员都知道我的轮椅操作技术很差，那天结束时，我的轮椅失去了轮子上的反光镜，并且同一个轮子上的螺丝也脱落了。

这次旅行也让我察觉到，如果打算将来旅行，我需要投资机动代步设备。

我们在二零一五年认识了苏、珠儿、艾伦和辉，当时他们来到马来西亚参加热浪岛的潜水活动。

我们在广洲畅游了五天。十一月七日就回国。当我们仍在欣赏广州之旅的照片和视频时。有消息传来同行的一位朋友方泉利先生于十一月八日因病毒感染突然去世。

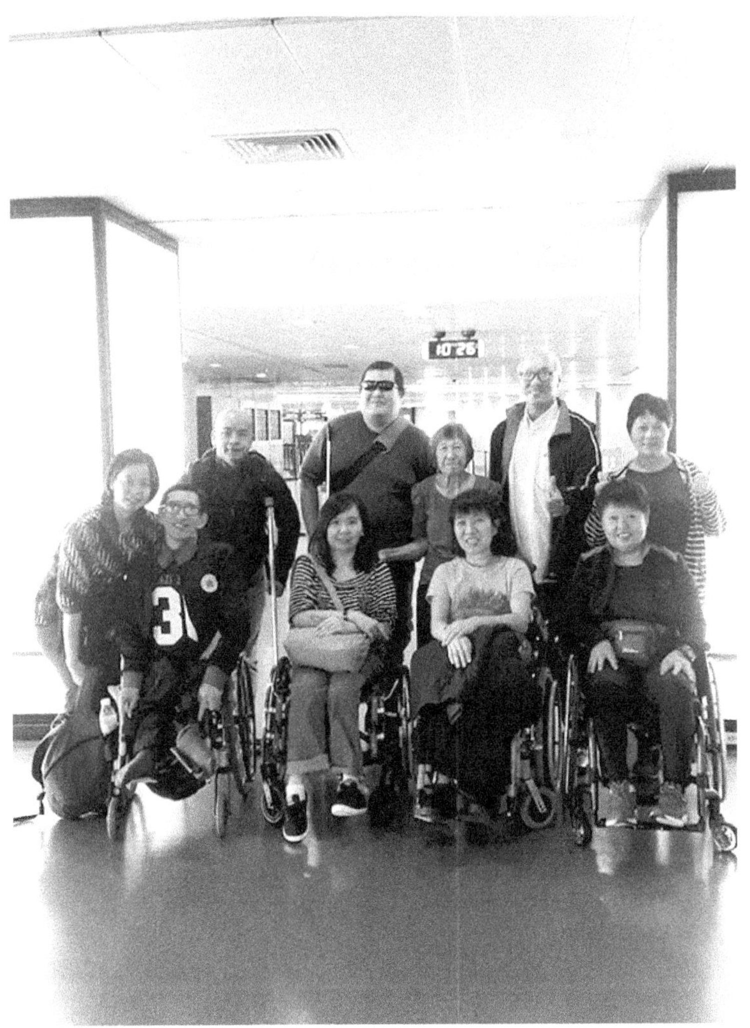

黄雅菊

21

新冠肺炎

新冠 病毒于 二零一九年底进入我们的世界，在世界卫生组织宣布其为大流行病之前，我于 二零二零 年 二 月上参加了一个慈善活动。大约两周后，马来西亚实施了行动管制，然后进行了全面封锁，并穿着口罩成为强制性的。接着，不可思议的事情发生了；国际边界关闭，飞机停飞，机场空无一人。

封锁对我影响很大。不再购物或外出用餐，不再游泳，不再在附近散步，不再进行普拉提，不再进行潜水旅行。即使限制放松了，我也不敢冒险外出，因为病毒的威胁是真实存在的，变种浪潮层出不穷。

看到全国的感染人数和死亡人数一度不断增加，我不禁开始思考"如果我最终被感染并死亡怎么办？"我想到了我计划要做但还没有做的事情。然后在二零二零年底，我出版了英文和中文的医学回忆录。

　　然后在 二零二一 年 四 月，我加入了华语讲演会 ，并于 二零二一 年 九 月加入了英语讲演会 俱乐部。自从加入国际讲演会以来，所有会议都在网上举行。因此，自去年 二零二一 年 四 月以来，我参与了大量的 Zoom 会议。

　　更多国家将在二零二二年开放边境，马来西亚已于二零二二年四月一日开放边境。随着旅行限制的放宽，我的家庭佣工趁机飞回印度尼西亚巴厘岛。

22

有志者事竟成

随着国际边界终于开放，我们可以再次飞行。包括旅行和酒店业在内的旅游业可能会期待很快就会有更好的事情发生。我认为那些能够提供无障碍设施的旅游业者将比不提供同类服务的同行获得更多的业务。现在是旅游业者将通用设计原则应用于其产品和服务的时候了。

作为脑肿瘤幸存者，旅行时我需要考虑很多问题。几年前，我有机会和一群不同程度的残疾人士，一起去东海岸考察。我们搭乘了国家航空公司的航班，并对机场工作人员处理残疾乘客的方式感到满意。 然而，我们的酒店房间就没那么幸运了。由于酒店没有适合残疾人士入住的房间，我们只能凑合使用所提供的房间。所有残疾人士都遇到了厕所问题。

淋浴间太小，所以工作人员为我们提供了塑料椅子和水桶。

如果我们想洗澡，就必须使用马桶旁边的水管。想象一下清晨用冷水洗澡。最糟糕的是设计和配件的定位增加了我们的困难。

适合残疾人士入住的酒店客房应配备标准设施，包括床、开关和紧急警报器，并放置在适当的高度。洗手间应足够大以容纳轮椅，所有固定装置和配件（包括扶手）必须位于易于触及的范围内。

另一个主要问题是餐馆和酒吧等其他餐饮场所轮椅是否可以进入。想象一下，您饿了，前往一家餐馆，却发现由于缺乏设施而无法进入。你觉得如何？

度假时，我们担心餐厅和公共场所的洗手间是否适合残疾人使用，以及是否可以进入购物中心。

我多么希望即将到来临的二零二四　年马来西亚旅游年能够更具包容性，旅游和酒店业能够将通用设计原则应用到他们的所有产品和服务中。

通用设计还认识到人类的能力多种多样，每个人都会经历短暂的疾病、受伤和老年时期。

通过针对人类多样性进行设计，我们可以为每个人创造出更实用、更用户友好的东西。
通用设计有七个原则：

1. 公平使用 -
该设计应该对具有不同能力的人有用且适销对路。

2．使用灵活 –

该设计适应了广泛的个人喜好和能力。

3．使用简单直观 –

无论用户的经验、知识、语言技能或当前的注意力水平如何， 设计的使用都很容易理解。

4．可感知的信息 –

无论用户的感官能力如何， 该设计都能有效地向用户传达必要的信息。

5．误差容忍度 –

该设计最大限度地减少了意外或意外行为的危险和不利后果。

6．体力消耗低 –

该设计可以有效、舒适地使用， 并且疲劳程度最小。

7．接近和使用的尺寸和空间 –

无论用户的体型、姿势或移动性如何，都为接近、触及、操作和使用提供适当的尺寸和空间。

以下是应用通用设计原则的一些示例：
– 光滑的地面，
– 需要较小的力即可穿过的表面纹理；–> 稳定、坚固且防滑的表面；

宽阔的室内门（九十二公分）、走廊和壁龛，门和死角处的转弯空间为 一百五十二 公分x 一百五十二公分。

- 开门时使用杠杆手柄，而不是旋转旋钮；
- 灯开关采用大平板而不是小拨动开关；
- 可通过触摸区分的按钮和其他控件；
- 通往游泳池的坡道和扶手；
- 设备控制按钮上的标签采用大字体。

我知道吉隆坡在交通便利性方面并不是一个非常适合残疾人士居住的城市，无障碍酒店客房有限，但我相信"有志者事竟成"。

有些事情还是可以安排的。如果游客带着全家一起来我国旅游，包括年迈的父母、蹒跚学步的孩子和推着婴儿车的父母，旅游业者会做好准备吗？不要指望人们会把残疾的家人留在家里。

如果我们的旅游业者为残疾游客安排无障碍交通，那就太好了。假如代理商能够与酒店和餐馆合作，为客人提供无障碍的住宿和服务，那就更好了。

如果旅行社能够向残疾游客提供有无障碍设施的信息，将会非常有帮助。例如，最近的无障碍洗手间或最近的电梯在哪里？

在服务行业，谁提供的服务最好，谁就获胜。

结语

　　时间过得真快，我接受脑部手术已经过去了二十多年。一九九八年十一月二十日，我被推入手术室，进行脑部肿瘤切除手术。我几乎不知道，侵入我大脑的外星物会留下永久痕迹。脑瘤改变了我的人生。

　　我希望尽可以与更多人分享身为幸存者的经历，特别是那些受脑肿瘤影响的人。我想给脑肿瘤患者及其周围的人灌输希望，并让人们认识到脑肿瘤对患者的深远影响

　　一九九八 年 十一 月 十五 日， 我被诊断出患有一种叫做脑膜瘤的脑肿瘤。那年我三十二岁。

　　核磁共振扫描显示肿瘤有三点五公分。四天后，我进行了切除肿瘤的手术。尽管肿瘤很大，但八小时后我很高兴能活着离开手术室。这是一次复杂且具有挑战性的手术。三个星期后我才出院。

　　回家四天后，我因失血再次入院。我又在医院住了十天，于一九九九年除夕出院。在家休养六个月后，我才重返工作岗位。

工作后我仍然是一个顺从的病人，从来没有缺席医生的预约并按时服药。尽管我很努力，神经外科医生还是在两年后发现了残留。神经外科医生解释说，由于肿瘤太大，他在手术中未能除肿瘤的根。然后他指出，残留部位非常接近主动脉，因此不可能进行侵入性手术。推荐的治疗方法是立体静态放射外科手术，它涉及到利用非常精准的光向残留发射，这同时不伤害周围组织。

接收立体静态放射外科手术六个月后，即 二零零一 年 六 月 一 日，我经历了一次癫痫（特点是意识丧失和肌肉剧烈收缩），随后身体右侧变弱而且不受控制。

随着时间一天天过去几周⋯⋯甚至几个月，对早日康复的期望逐渐消失。我的情况毫无进步。觉得绝望、恐惧和担忧和抑郁中悄然蔓延。最后，我意识到我无法改变眼前的处境。面对瘫痪的前景，未来显得黯淡。

残疾的出现对我来说是一个残酷的打击。我看到我的世界在我面前崩溃，感到深深的失落。旅行、升级、拥有一辆漂亮的汽车和一个舒适的家的梦想已经渐渐消失。

我的痛苦相当于一位马拉松运动员在完成一生中最重要的比赛的四分之三后摔倒所承受的痛苦。突然幸福似乎遥不可及。

我变得孤僻、疏远，发现无法与朋友和前同事聊天。不用说，我的社交圈缩小了。我的残疾使我根本无法参加任何社交聚会，除非活动在我家举行。

我的世界充满忧郁和消极情绪。我感到自己有缺陷，效率低下，并且给他人带来不便。我躲进了自己的外壳，并尽可能地避开人群。

正是在这个时候，我发觉了家人支持的力量以及它如何最终改变了我的生活。我的家人从未放弃我，并继续给予我无条件的爱和支持。我非常感谢我的母亲和七个兄弟姐妹以及侄女和侄子的大家庭，他们让我的家充满了欢乐和欢乐，让我的日子变得美好。

复建是一条漫长的路。我开始进行物理治疗，随着我的肌肉力量的提高，我的信心也随之增强。

我相信人生的目的就是寻找幸福。一个人必须有健康、有家庭、有友谊、有事业、有成就、有希望才能找到幸福。我觉得这一切都因为一场病而被夺走了，这太不公平了。

二十多年来，经历了很多风风雨雨。每次复建后的轻松和每次跌倒后的沮丧。我摔倒过很多次，又爬起来很多次，哭了更多次。每一次跌倒，我都变得更加坚定，并认真对待我的物理治疗课程。

如今，我可以自豪地回顾过去的二十多年。尽管我还没有完全行动自如，但我已经度过了旅程中最艰难的部分，并设法防止进一步残疾。

我学会了更加珍惜生活，珍惜自己的幸福，不再认为一切都是理所当然的。

对于那些突然发现自己面临残疾的人，我可以提供一点鼓励。当生活给你残酷的打击时，永远不要陷入自怜之中。悲伤和否认可能会自然而然地出现，但不要让它们在你的生活中扎根。一路走来，你可能会失去一些朋友，但仍然会有一些你可以称之为朋友并值得珍惜的人。

宽恕和忘记怨恨或仇恨的能力可以帮助您获得内心的平静。不要让自己闲着；选择适合您情况的爱好。尝试养宠物——它很有治疗作用

耐心是一种美德，尤其是当您有特殊需要时。最重要的是，照顾好自己。毕竟，你要对自己的人生负责。

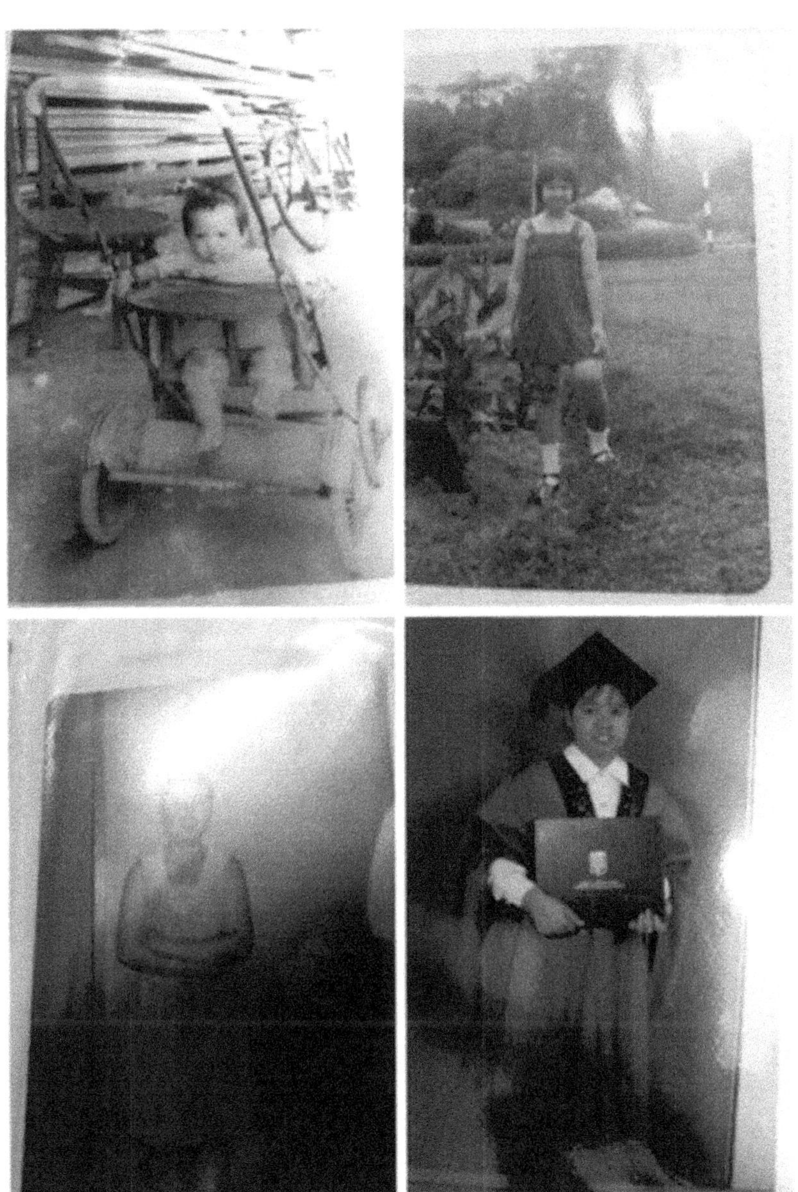

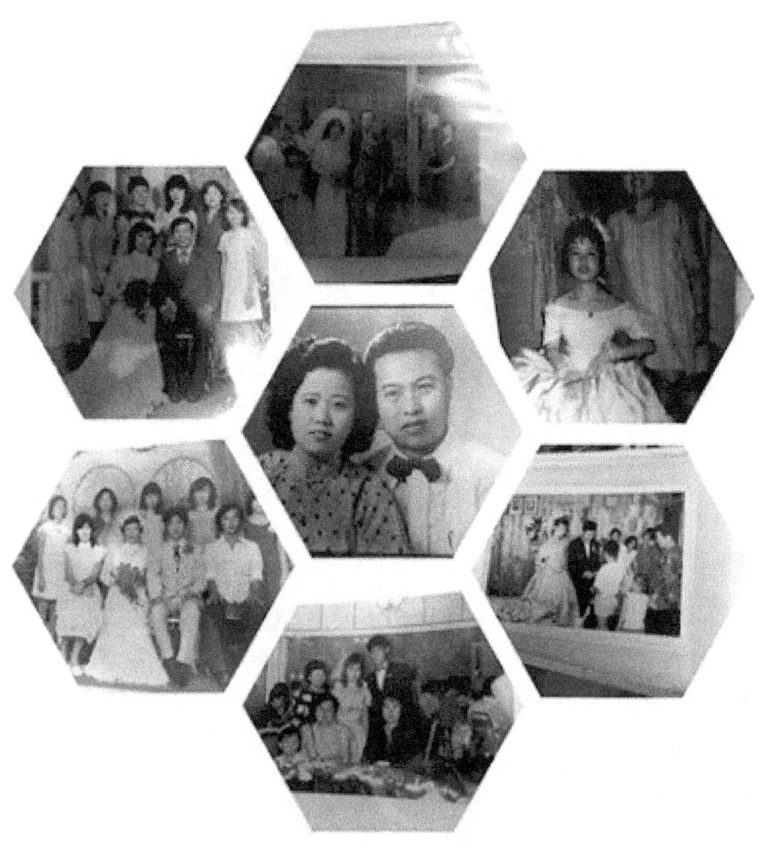

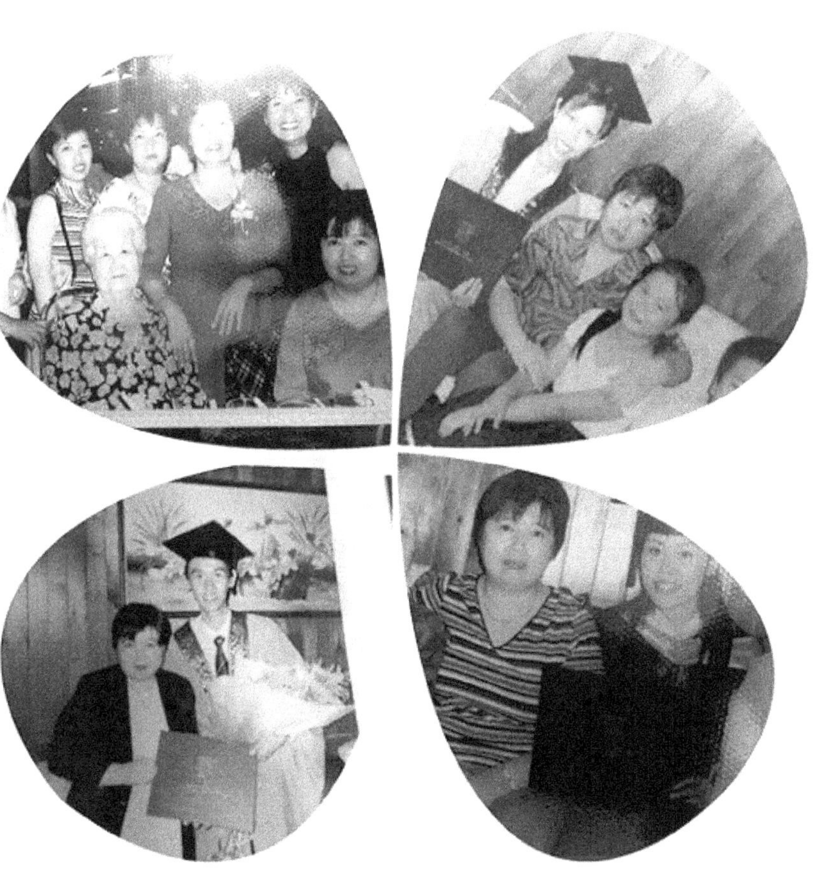

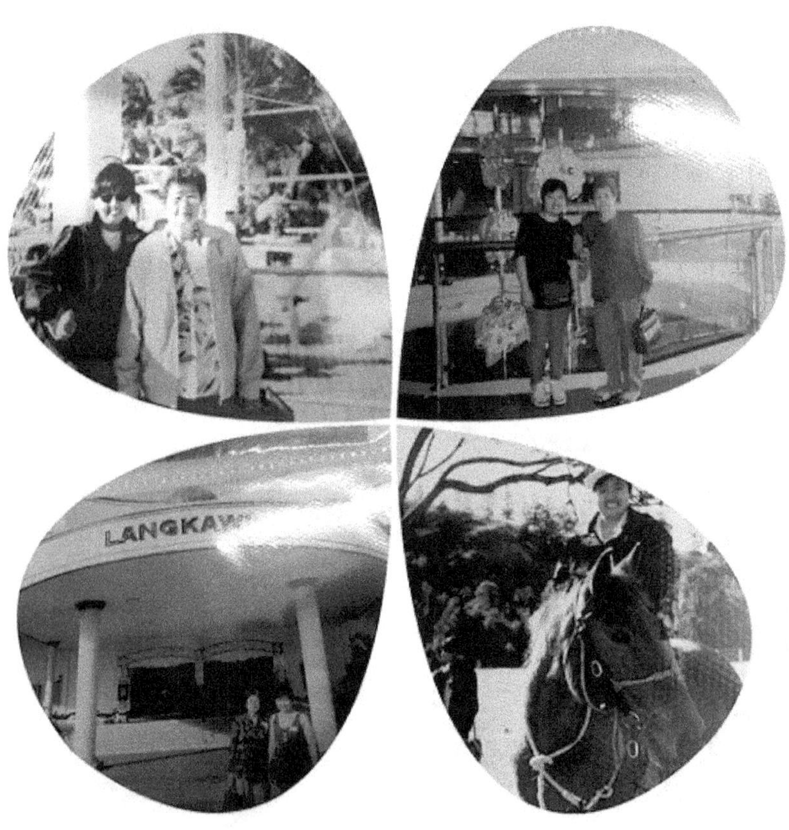
LANGKAWI

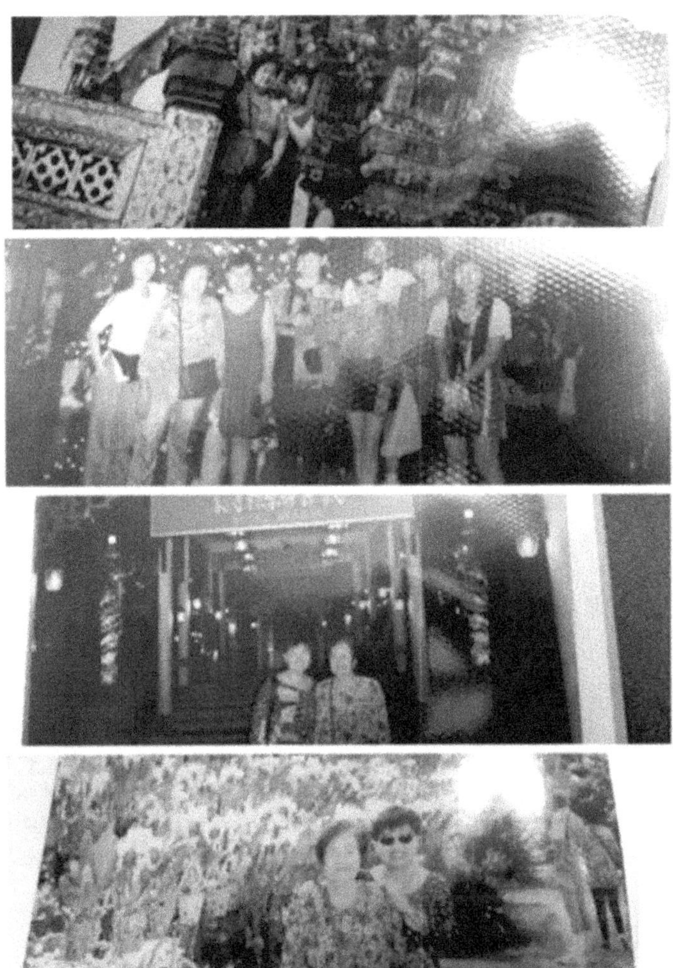

黃雅菊

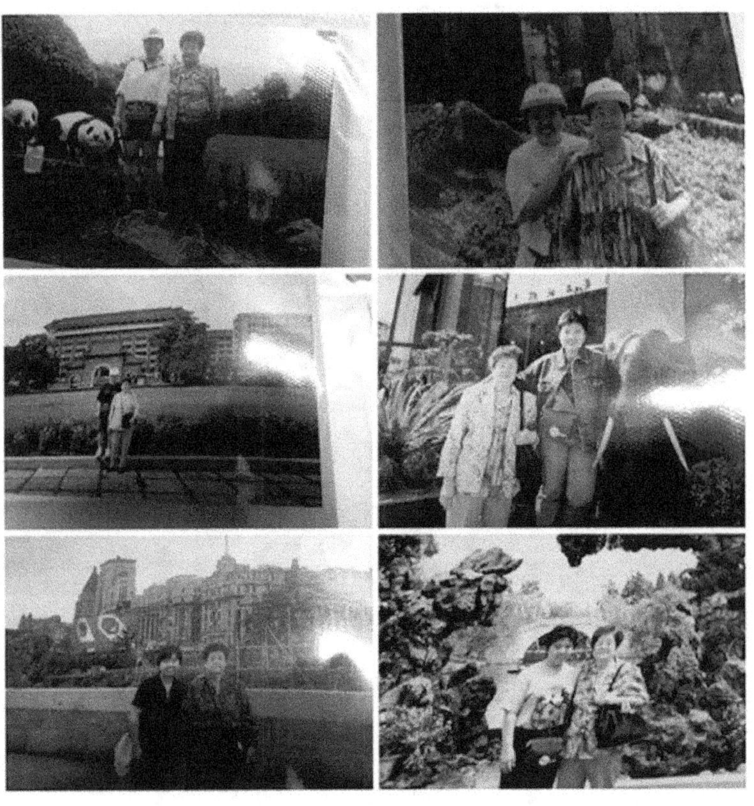

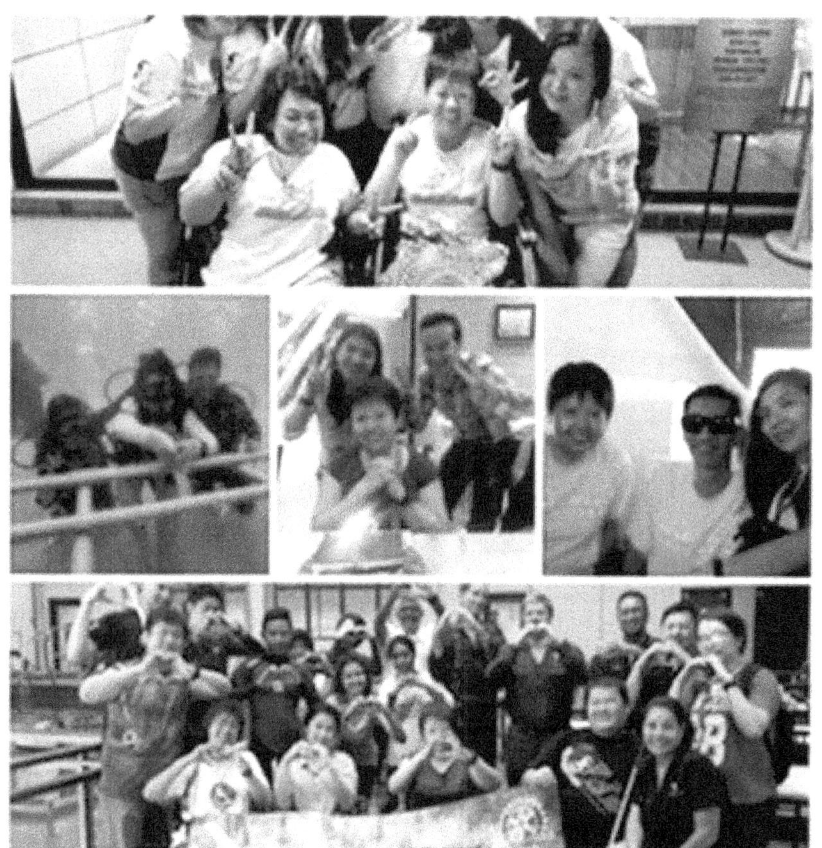